Freidora De Aire

Recetas para freidoras de aire deliciosas, saludables,
deliciosas y súper fáciles

*(Recetas de freidora de aire simples rápidas, fáciles y
asequibles)*

Francisco-Jesus Nuñez

TABLA DE CONTENIDOS

Capítulo 1: Esto Es Lo Que Una Freidora De Aire Realmente Le Hace A Tu Comida

¿Cómo funciona?

Una freidora de aire, en esencia, es un quemador fácil de convección recién modificado. Su espacio en miniatura fomenta la comida rápida simplemente cocinando.El punto más alto de la unidad contiene un sistema de calefacción y un ventilador. La vista se desplaza hacia abajo y alrededor del alimento colocado en una canasta estilo bandeja. Este ciclo rápido hace que los alimentos queden crujientes, como si se hubieran frito. La limpieza también es muy simple y la mayoría de las unidades tienen piezas aptas para lavavajillas.

Las freidoras de aire son una gran oferta para cocinar alimentos congelados si desea probar la comida frita: piense en papas fritas congeladas, alitas de pollo y palitos de mozzarella. Simplemente funciona muy bien con las buenas recetas producidas desde cero. Quizás la mejor parte es que las freidoras también pueden hornear.

¿Qué no puedes hacer?

No puedes hacer nada con una mezcla líquida como este pescado crujiente. Tampoco puedes hacer nada en lotes grandes, así que si solo estás entreteniendo a una familia, prepárate para cocinar en lotes.

Otros puntos interesantes:
<u>costo</u>

2 6

Más espaciosa que una tostadora, la freidora de aire es sin duda un electrodoméstico pequeño.Tendrá que comprometer mucho espacio de almacenamiento para albergar uno.

<u>competencias</u>

Las freidoras de aire son principalmente adecuadas y para jugar.¡Pon tu comida en el recipiente y ajusta el tiempo y la temperatura! cocinas.

<u>Sabor y superficie</u>

Si bien una freidora de aire le dará resultados mucho más cercanos al marrón oscuro que el pollo que está usando, al final del día, todavía no es el equivalente.

<u>¿Es más útil?</u>

Se puede decir que produce alimentos más saludables utilizando menos aceite. Las papas fritas congeladas dispuestas en una freidora contienen entre 8 y 6 gramos de grasa en comparación con un compañero frito de 25 gramos por porción.

Muslos De Pollo Con Mostaza

- **50** cucharadas de mostaza
- 4 ramitas de tomillo
- Sal y pimienta al gusto
  Aceite de oliva al gusto
- 15 muslos de pollo
- 100 g de harina
- 8 huevos
- 15 hojas de salvia
- 2 ramita de perejil
- 120 g de pan rallado

Preparación:

1. Lavar y secar el perejil, la salvia y el tomillo y picarlos.
2. Ponerlos en un bol y añadir el pan rallado. Remover bien y mezclar todo.
3. Ponga los huevos en un bol y añada sal y pimienta, luego bátalos con un tenedor.

4. Lavar y secar los muslos de pollo y quitarles la piel.

5. Poner la harina en un plato.

6. Salpimentar los muslos de pollo y pasarlos por harina.

7. Pasar el pollo por los huevos y luego por el pan rallado de hierbas.

8. Rocíe un poco de aceite de oliva en la superficie del pollo y colóquelo en la cesta de la freidora de aire.

9. Hornear a 250°C durante 5 to 10 minutos, dando la vuelta al pollo cada 10 minutos.

10. Después de 5 a 10 minutos, si el pollo aún no está dorado en la superficie, continúe la cocción durante 10 minutos más.

11. Mientras tanto, prepare la salsa de mostaza.

12. Poner la mostaza en un bol y añadir 4 cucharadas de aceite de oliva, sal y pimienta.

13. Remover bien y reservar temporalmente.

14. Cuando estén cocidos, saque los muslos de pollo de la freidora y colóquelos en platos para servir.

15. Rociar con la salsa de mostaza y servir.

Espaguetis Cremosos De Espárragos Y Gambas

Ingredientes:

- 4 cucharadas de nata
- 2 pizca de sal
- Aceite de oliva virgen extra
- 2 00 g de espaguetis
- 2 00 g de espárragos
- 160 g de gambas

Procedimiento:

1. Lavar los langostinos bajo el agua corriente, quitarles la cabeza y la cola.
2. Retire la arena del interior con un objeto puntiagudo.
3. Limpie los espárragos y retire la parte inferior, que es la más difícil.
4. Sin embargo, recomiendo cortarlos en rodajas para que se cocinen de manera uniforme.
5. Prepara la cesta de la freidora de aire: rocía un poco de aceite con un

pulverizador y cubre con papel de horno.

6. Vierta las gambas y los espárragos en la cesta: cocine a 350° durante unos 10 to 15 minutos.

7. Mientras se cocinan los alimentos mencionados, recomiendo hervir la olla que contiene el agua y la sal y verter los espaguetis, esperar 6 minutos.

8. Una vez terminada la

9. cocción, retirar las gambas y los espárragos y escurrir la pasta.

10.   Vierta todo en un plato y añada 2
   cucharadas de crema ligera.

11.	Remover bien y servir a los invitados.

Rollitos De Champiñones

Ingredientes:

- 40 tortillas de harina (8 pulgadas)
- 2 cucharadita de orégano seco
- 2 cucharadita de tomillo seco
- Spray para cocinar
- 1 cucharadita de sal
- 450 g de champiñones portobello grandes, finamente picados, sin branquias
- 450 g (2   paquete) de queso crema ablandado
- 220 g de queso ricotta de leche entera
- 1 1 cucharadita de hojuelas de pimiento rojo triturado
- 4 cucharadas de aceite de oliva virgen extra

Direcciones:

1. A fuego medio, caliente el aceite en una sartén.
2. Coloque los champiñones y luego saltee durante unos 5 to 10 minutos.
3. Agregue hojuelas de pimienta, sal, tomillo y orégano.
4. Saltee de 10 a 15 minutos hasta que los champiñones se doren.
5. Deja enfriar.
6. Mezcle los quesos y luego incorpore los champiñones. Combinar a fondo.
7. Vierta 10 cucharadas de la mezcla de champiñones en el centro inferior de cada tortilla.
8. Enrolle firmemente y sostenga en su lugar con palillos de dientes.
9. Precaliente la freidora de aire a 250 °C. Trabajando en lotes, coloque el roll-up en una bandeja engrasada en la cesta de la freidora.
10.   Rocíe aceite en aerosol encima. Freír al aire durante aproximadamente 9 a 15 a 20   minutos hasta que estén doradas.

11. Una vez enfriados los rollitos, deshazte de los palillos.
12. Servir junto con la salsa picante.

La Canela Tostada Francesa

Ingredientes:

- 4 huevos batidos
- ¼ taza de leche
- 1 1 cucharadita de canela
- 2 cucharadita de vainilla
- 8 rebanadas de pan

Método:

1. En un tazón, combine todos los ingredientes excepto el pan.
2. Mezclar bien.
3. Remojar y romper en la mezcla durante 1-5 minuto.
4. Agregue a la freidora de aire.
5. Cocine a 450 grados F durante 10 to 15 minutos por lado.
6. Sirve y disfruta.

Cordero Al Comino Molido

Ingredientes:

- 1 cucharadita de cayena
- 2 cucharada de ajo
- 300 g de cordero
- 2 cucharadita de sal
- 4 cucharadas de comino molido
- 1 de cucharadita de stevia líquida
- 4 chiles rojos
- 2 cucharada de salsa de soja
- 4 cucharadas de aceite de oliva

Direcciones:

Cordero, cortado en trozos de 2 pulgadas, ajo picado.

Chiles rojos picados.

En un tazón pequeño, mezcle el comino y la cayena.

Frote la carne con la mezcla de comino y colóquela en un tazón grande.

Agregue aceite, salsa de soya, ajo, stevia, chiles y sal sobre la carne.

Cubra bien y coloque en el refrigerador durante la noche.

Agregue la carne marinada a la freidora y cocine a 250 °C durante 20 minutos.

8. Sirve y disfruta.

Costillas De Cerdo A La Barbacoa

Ingredientes:

- 6 dientes de ajo
- 2 cucharadita de aceite de oliva
- 2 cucharadita de pimienta
- 2 cucharadita de sal
- 5-10 cucharadas de salsa barbacoa
- 950 g de costillas de cerdo
- 1 1 cucharadita de pimienta de Jamaica

Direcciones:

1. Dientes de ajo picados.
2. Añadir todos los ingredientes al bol y mezclar mal concatenados.
3. Llevar a la heladera por 8 horas.
4. Precalentar la freidora a 250 °C.
5. Coloque las costillas de cerdo marinadas en la freidora y cocine por 25 a 30 minutos.
6. Voltee las costillas de cerdo al otro lado y cocine por 45 to 50   minutos más.
7. Sirve y disfruta.

Horneado De Coliflor Cargado

Ingredientes:

- 10 9 g de nata para montar espesa
- 950 g de coliflor picada
- 15 cucharadas de crema agria entera.
- 12 huevos grandes
- 25 rebanadas de tocino sin azúcar; cocido y desmenuzado
- 450 g de queso Cheddar mediano rallado.
- 2 aguacate mediano; pelado y deshuesado
- 4 cebolletas cortadas al bies

Direcciones:

1. Tome un tazón mediano, bata los huevos y la crema.
2. Verter en una fuente para horno redonda de 2000 ml.
3. Agregue la coliflor y mezcle, luego cubra con Cheddar.
4. Coloque el plato en la cesta de la freidora. Ajuste la temperatura a 2 120 °C y programe el temporizador durante 40 minutos.
5. Cuando estén completamente cocidos, los huevos estarán firmes y el queso se dorará.
6. Cortar en cuatro pedazos.
7. Rebane el aguacate y divídalo en partes iguales.
8. Cubra cada pieza con 4 cucharadas de crema agria, cebolletas rebanadas y tocino desmenuzado.

Pechuga De Pollo Al Limón Y Pimienta

Ingredientes:

- 2 cucharadita de ajo picado
- Sal y pimienta para probar
- 4 limones, cáscaras y jugo reservados
- 2 pechuga de pollo

Direcciones:

Precaliente la freidora de aire.
Coloque todos los ingredientes en una fuente para hornear que quepa en la freidora.
Coloque en la canasta de la freidora.
Cierra y cocina por 35 a 40 minutos a 400 .

Repollo Y Bistec

Ingredientes:

- 4 cucharaditas de maicena
- 2 cucharada de aceite de maní
- 4 cebollas verdes

- 4 dientes de ajo
- 950 g de col verde
- 1-5 pimiento amarillo
- sal y pimienta negra
- 550 g de solomillo

Direcciones:

1. Bistec de solomillo, cortado en tiras, dientes de ajo, picados.
2. Cebolletas, repollo verde y pimiento amarillo picados.
3. En un tazón, mezcle el repollo con sal, pimienta y aceite de maní y revuelva.
4. Transfiera a la cesta de la freidora y cocine a 250 °C durante 5-10 minutos.
5. Transfiera a un tazón.
6. Agregue tiras de bistec a su freidora, también agregue cebollas verdes, ajo, pimiento, sal y pimienta, revuelva y cocine por 10 minutos.
7. Agregue el repollo y revuelva.
8. Sirve y disfruta.

Pimientos Rellenos Picantes

Ingredientes:

- 2 cucharadita de ajo en polvo
- 1   cucharadita de pimienta
- 4 carne picada, frita
- 8 pimientos rojos, con la parte superior cortada y el contenido interior, eliminado
- 4 tazas de queso cheddar rallado
- 6 tazas de crema agria

Direcciones:

1. Precaliente su freidora de aire a 450 ºF (alrededor de 2 99 °C).
2. Combine la carne dorada y frita con crema agria en un tazón.
3. Agregue el ajo y la pimienta y mezcle a mano con una cuchara grande.
4. Vierta la mezcla de carne en cada pimiento.
5. . Cubra con el queso rallado.
6. Coloque en la canasta de la freidora y cocine por 20 a 25 minutos o hasta que el queso se derrita.
7. Sirve y disfruta.

Tostadas De Pastel De Calabaza

Ingredientes:

- 1 de taza de leche
- 1 de taza de mantequilla
- 4 huevos grandes batidos
- 1 de cucharadita de especias para pastel de calabaza
- 8 rebanadas de pan de remolino de canela
- 1 de taza de puré de calabaza

Método:

1. En a tazón grande, mezcle los huevos, la calabaza, la leche y la especia para tartas.
2. Batir hasta obtener a mezcla suave.
3. Sumergir ambos lados del pan en la mezcla de huevos.
4. Coloca la rejilla dentro de la cesta de cocción de la Air Fryer.
5. Coloque dos de las rebanadas de tostadas francesas en la rejilla.
6. Ajuste la temperatura a 450 grados F (250 °C).

7. Cocine durante 2 0 minutos.

8. Servir el pastel de calabaza con mantequilla.

Paté   De Hígado Sencillo Y Delicioso

Ingredientes:

- 2 cebolla, pelada y picada
- 2 cucharadita de sal
- 8 cucharadas de mantequilla
- 2 taza de agua
- 2 libra de hígado de pollo, picado en trozos grandes
- 2 cucharadita de pimienta negra molida
- 1 1 cucharadita de cilantro seco

Método:

1. Coloque el hígado de pollo en la bandeja de la cesta de la freidora.
2. Vierta el agua en la bandeja de la cesta de la freidora y agregue la cebolla picada.
3. Precaliente la freidora de aire a 6 120 grados F (250 ° C).
4. Cocine el hígado de pollo durante 20 a 25 minutos.
5. Cuando termine el tiempo, cuela la mezcla de hígado de pollo para desecharla del líquido.
6. Ahora transfiera la mezcla de hígado de pollo a la licuadora.
7. Agregue mantequilla, pimienta negra molida y cilantro seco.
8. Triturar la mezcla hasta obtener la textura del paté.
9. Luego transfiera la placa de hígado al tazón.
10. Sírvelo inmediatamente o guárdalo en la nevera.

Fajitas Con Verduras

- Guindilla al gusto
- Pimentón ahumado al gusto
- Cilantro picado al gusto
- Sal y pimienta al gusto
- Aceite de oliva al gusto
- 2 tortilla
- 200 g de coliflor
- 100 g de pimientos rojos
- 100 g de pimientos verdes
- 60 g de cebolla
- 1 1 cucharadita de comino en polvo

PREPARACIÓN

1.   Dividir la coliflor en ramilletes, lavarlos, secarlos y colocarlos en un bol.

2.   Añade el aceite de oliva, el pimentón ahumado, el comino, la guindilla, la sal y la pimienta.

3. Mezclar bien y colocar en la freidora de aire.

4. Hornear a 250°C durante 45 a 50 minutos, removiendo cada 10 minutos.

5. Mientras tanto, lavar los pimientos, secarlos y cortarlos en rodajas.

6. Pelar la cebolla, lavarla y cortarla en rodajas.

7. Una vez cocida, sacar la coliflor de la freidora y poner el pimiento y la cebolla dentro.

8. Sazonar con aceite, sal y pimienta y hornear a 350°C durante 15 a 20 minutos.

9. Después de 15 a 20 minutos, retire las verduras y colóquelas en un plato.

10. Colocar la tortilla en la freidora y calentar a 250°C, 1 a 5 minutos por lado.

11. Sacar las tortillas de la freidora y colocarlas en el plato.

12. Añadir la coliflor, la cebolla y los pimientos.

13. Espolvorear con cilantro, cerrar la tortilla y servir.

Patatas Chips

Ingredientes

- 1 cucharadita de sal marina
- 4 patatas grandes

Instrucciones

1. Precaliente la freidora seleccionando el modo AIR FRY a 250°C.

2. Con una mandolina o un pelador de verduras, cortar las patatas en rodajas muy finas.

3. Ponerlas en un bol grande; añadir suficiente agua helada para cubrirlas.

4. Dejar en remojo durante 25 a 30 minutos; escurrir las rodajas de patata.

5. Añadir agua helada y dejar en remojo otros 25 a 30 minutos.

6. Escurrir las rodajas de patata; colocarlas en toallas y secarlas.

7. Rocía las rodajas de patata con spray de cocina; espolvorea con sal.

8. En tandas, coloque las rodajas de patata en una sola capa en la cesta engrasada de la freidora de aire.

9. Cocinar las patatas chips seleccionando el modo AIR FRY a 250°C hasta que estén crujientes y doradas, de 250 minutos, removiendo y girando cada 10 minutos.

10. Si se desea, espolvorear las patatas chips con perejil.

Aguacate Envuelto Con Tocino

- 2 aguacate, cortado por la mitad, pelado y sin hueso

- 4 rebanadas de tocino

- 2 huevo grande

1. Rocíe la cesta de la freidora de aire con aceite de aguacate.
2. Precalentar la freidora a 250°C. Llena un bol pequeño con agua fría.
3. Coloque el huevo en la cesta de la freidora.
4. Cocer durante 10 a 15 minutos para una yema blanda o 10 a 15 minutos para una yema dura.
5. Pasar el huevo al bol de agua fría y dejarlo reposar durante 1-5 minutos.
6. Pelar y reservar.
7. Con una cuchara, saque espacio adicional en el centro de las mitades de aguacate hasta que las cavidades sean lo suficientemente grandes para acomodar el huevo cocido.
8. Colocar el huevo pasado por agua en el centro de una mitad de aguacate y volver

a colocar la otra mitad de aguacate encima, de manera que el aguacate se vea entero por fuera.

9. Empezando por un extremo del aguacate, envuelva el tocino alrededor del aguacate para cubrirlo completamente.

10. Utiliza palillos de dientes para sujetar el tocino en su lugar.

11. Coloque el aguacate envuelto en tocino en la cesta de la freidora de aire y cocine durante 10 minutos.

12. Déle la vuelta al aguacate y cocínelo durante otros 10 minutos, o hasta que el tocino esté cocido a su gusto.

Tartaletas De Limón

- 1 taza de zumo de limón fresco

- 4 cucharaditas de ralladura de limón

  2 lata) de leche condensada azucarada

- 4 paquetes de hojaldre congelado, descongelado

  8 yemas de huevo grandes

1. Precalentar la freidora a 250°C. Rocíe 20 a 25 moldes de aluminio para hornear con aceite en aerosol.
2. Cortar doce círculos de 15 a 20 centímetros de la masa de hojaldre.
3. Colocar los círculos de hojaldre en los moldes preparados y pinchar el centro de cada pieza de hojaldre con un tenedor.
4. En un bol mediano, bata las yemas de huevo, el zumo de limón, la ralladura de limón y la leche condensada azucarada.
5. Vierta 1-5 cucharadas de la mezcla en cada molde sobre el círculo de hojaldre.
6. Colocar los moldes en la cesta de la freidora, por tandas si es necesario.
7. Hornear durante 1-5 minutos o hasta que el hojaldre esté dorado y el relleno cuajado.
8. Deje enfriar las tartaletas durante 35 a 40 minutos y, a continuación, refrigérelas durante al menos 2 hora antes de servirlas.

Pollo A La Naranja Balsámico Con Miel

Ingredientes:

- 2 cucharada de ralladura de naranja
- Sal y pimienta para probar
- 250 ml de vinagre balsámico
- 450g de miel
- 1200 g de pechugas de pollo deshuesadas, machacadas
- 2 cucharadita de orégano fresco, picado
- 4 cucharadas de aceite de oliva virgen extra

Direcciones:

1. Coloque el pollo en una bolsa Ziploc y vierta sobre el resto de los ingredientes.
2. Agitar para combinar todo.
3. Permitir
4. marinar en la nevera durante al menos 4 horas.
5. Precaliente la freidora a 250°C.
6. Coloque el accesorio de parrilla en la freidora de aire.
7. 8 . Asa el pollo a la parrilla durante 8 0 minutos.

Lomo De Ternera En Costra De Pimienta.

Ingredientes:

- 6 cucharadas de mezcla de 8 espinas molidas
- 2 lomo de ternera recortado de la Grasa visible.
- 4 cucharadas de mantequilla salada derretida
- 4 cucharaditas de ajo asado picado

Direcciones:

1.   En un bol pequeño, mezclar la mantequilla y el ajo asado.
2.   Píntalo sobre el solomillo de ternera.

3. Colocar los granos de pimienta molida en un plato y pasar el solomillo por ellos, creando una costra.

4. Colocar el solomillo en la cesta de la freidora de aire.

5. Ajuste la temperatura a 450ºF y ase durante 45 a 50 minutos.

6. Dar la vuelta al solomillo a mitad del tiempo de cocción.

7. Deje que el lomo repose durante al menos 15 a 20 minutos antes de cortarlo en rodajas.

Filetes De Ternera Con Pimentón Picante

Ingredientes:

- 2 cucharada de pimentón picante
- Sal y pimienta negra
- 8 filetes de res
- 2 cucharada de mantequilla

Direcciones:

1. Mantequilla, derretida.
2. En un bol, mezclar la carne de res con el resto de los ingredientes, frotar bien
3. Transfiera los bistecs a la canasta de su freidora.
4. Cocine a 450°F durante minutos por cada lado.
5. Sirve y disfruta.

Sándwich De Tocino Y Pimientos

Ingredientes:

- 2 pimiento rojo, en rodajas

- 6 bolsillos de pita, cortados por la mitad
- 4 tomates, en rodajas
- 4 cucharadas de miel
- 15 rebanadas de tocino cocido, cortado en tercios
- 3 tazas de hojas de lechuga troceadas
- ¼ taza de salsa barbacoa picante
- 2 pimiento amarillo, en rodajas

Método:

1. Precaliente el horno de la freidora a 450 grados F.
2. En un tazón pequeño, combine la salsa barbacoa y la miel.
3. Pincelar esta mezcla ligeramente sobre las rebanadas de tocino y las rebanadas de pimiento rojo y amarillo.
4. Coloque los pimientos en la fuente perforada del horno de la freidora y áselos durante 10 a 15 minutos.
5. 8 . Luego sacuda la sartén perforada, agregue el tocino y ase por 1-5 minutos o hasta que el tocino esté dorado y los pimientos estén tiernos.
6. Rellene las mitades de pan pita con el tocino, los pimientos, la salsa barbacoa restante, la lechuga y los tomates, y sirva de inmediato.

Ensalada De Verduras Y Pollo Asado

Ingredientes:

- 4 cucharadas de aderezo para ensalada ranch bajo en grasa
- 2 cebolla roja pequeña, en rodajas
- 2 pimiento rojo, en rodajas
- 1 cucharadita de albahaca seca
- 6 (8 oz / 2 2 6 g) pechugas de pollo deshuesadas y sin piel bajas en sodio, cortadas en cubos de 2 pulgada
- 2 taza de judías verdes, cortadas en trozos de 2 pulgada
- 8 tazas de lechuga mixta
- 4 cucharadas de jugo de limón recién exprimido

Método:

1. Precaliente el horno de la freidora a 950 grados F (unos 208 ºC).
2. En la fuente perforada del horno de la freidora, asa el pollo, la cebolla roja, el pimiento rojo y las judías verdes durante 25 a 30 minutos, o hasta que el pollo alcance una temperatura interna de 2 610 grados F en un termómetro para

carnes. , echando la comida en la bandeja perforada una vez durante la cocción.

3. Mientras se cocina el pollo, en un tazón para servir, mezcle el aderezo ranch, el jugo de limón y la albahaca.

4. Transfiera el pollo y las verduras a un tazón para servir y mezcle con el aderezo para cubrir.

5. 10 . Sirva inmediatamente sobre hojas de lechuga.

Costillas De Tomate Keto

Ingredientes:

- 4 cucharadas de eritritol
- 1 cucharadita de chile en polvo
- 2 cucharadita de mostaza amarilla
- ½ taza de agua
- 2 cucharadita de sal
- 4 cucharadas de vinagre de sidra de manzana
- 2 cucharadita de salsa de tomate keto
- 1 cucharadita de pimentón molido
- costillitas de cerdo de 2 libra

Direcciones:

1. En el recipiente para mezclar, mezcle el eritritol, la salsa de tomate, el pimentón molido, el chile en polvo, la mostaza amarilla, el vinagre de sidra de manzana y el agua.
2. Agregue sal, bata la mezcla hasta que esté homogénea.
3. Luego poner las costillitas de cerdo en la mezcla homogénea y mezclar bien.
4. Deje la carne durante 35 a 40 minutos en esta salsa.
5. Después de esto, precaliente la freidora a 450 °F.
6. Coloque las costillitas de cerdo en la freidora y cocínelas durante 70 a 80 minutos.
7. Voltee las costillas de cerdo del otro lado después de 35 a 40 minutos de cocción.
8. Sirve y disfruta.

Estofado De Pollo Y Apio

Ingredientes:

- 4 cucharaditas de ajo; picado
- 2 cucharada de mantequilla, suave
- Sal y pimienta negra al gusto
- 950 g de pechugas de pollo, sin piel; sin hueso y en cubos
- 4 pimientos rojos; Cortado
- 8 tallos de apio; Cortado
- 250g de crema de coco

Direcciones:

1. Engrase una fuente para hornear que se ajuste a su freidora con mantequilla, agregue todos los ingredientes a la sartén y revuélvalos.
2. Introducir el plato en la freidora, cocinar a 250 °C durante 50 a 60 minutos, dividir en cuencos y servir.

Budín De Arroz, Almendras Y Pasas

Ingredientes:

Una pizca de canela en polvo
250 g de chips de coco
250 g de jarabe de arce
450 g de arroz integral
35 a 4 0 g de almendras
450 ml de leche
950 ml de agua
35 a 40 gr de pasas

Direcciones:

1. Ponga el arroz en una sartén que se ajuste a su freidora, agregue el agua, caliente en la estufa a fuego medio-alto, cocine hasta que el arroz esté suave y escúrralo.
2. Agrega la leche, los chips de coco, las almendras, las pasas, la canela y el jarabe de arce, revuelve bien, introduce en tu air fryer y cocina a 250 °C durante 15 a 20 minutos.

3. Divida el arroz con leche en tazones y sirva.

Fideos De Zanahoria Crujientes

Ingredientes:

- 4 cucharadas de crema agria
- 4 cucharadas de trocitos de tocino
- 2 cucharada de aceite de oliva
- 15 zanahorias grandes, hechas fideos con una mandolina
- ½ cucharadita de pimienta negra
- 2 /2 cucharadita de ajo en polvo

Direcciones:

1. Precaliente su freidora de aire a 6 90 ºF (alrededor de 2 99 °C).
2. Coloque los "fideos" de zanahoria en un recipiente para mezclar con aceite de oliva, sal marina, pimienta y ajo en polvo.
3. Revuelva con una cuchara o use sus manos para distribuir el aceite y las especias.
4. Colóquelo en la canasta de la freidora.
5. Cocine por 15 a 20 minutos o hasta que esté agradable y crujiente.
6. Retire de la freidora de aire.
7. Cubra con crema agria y trocitos de tocino.
8. Sirve y disfruta.

Sándwich De Desayuno Con Huevo Y Jamón

Ingredientes:

- 1-5 lonchas de jamón
- 1-5 huevos
- Un poco de mantequilla
- 2 rollo de su elección, cortado por la mitad.

Direcciones:

1. Unte con mantequilla su rollo rebanado con mantequilla por ambos lados.
2. Coloque los huevos en un plato apto para horno. Batidor.
3. Poner el plato de huevos junto con el rollo y el jamón..
4. Freír al aire a 450ºF durante 5 a 10 minutos.
5. Retire los ingredientes.
6. Ponga el huevo y el jamón entre las piezas del panecillo y disfrute

Chuletas De Cordero Glaseadas Con Cerezas

Ingredientes:

- 2 taza de cerezas
- 1/2   de taza de vino tinto seco
- 4 cucharadas de zumo de naranja
- 2   cucharadita de aceite de oliva virgen extra
- 250 g chuletas de cordero
- 4 cucharadita de romero fresco picado
- 1/2   de cucharadita de sal
- 1/2   de cucharadita de pimienta negra recién molida

Direcciones:

1. Sazonar las chuletas de cordero con romero, sal y pimienta.
2. En una cacerola pequeña a fuego medio-bajo, combine las cerezas, el vino tinto y el zumo de naranja, y cocine a fuego lento, removiendo regularmente, hasta que la salsa espese, de 10 a 15 minutos.
3. Calentar una sartén grande a fuego medio-alto.
4. Cuando la sartén esté caliente, añade el aceite de oliva para cubrir ligeramente el fondo.
5. Cocinar las chuletas de cordero de 5 a 10 minutos por cada lado hasta que estén bien doradas, pero a medio cocer.
6. Servir con el glaseado de cerezas.

La Esponja Británica Victoria
Ultimate Airfryer

Ingredientes:

Esponja Victoria:
- 4 cucharadas de mermelada de fresa
- 100 g de mantequilla
- 200 g de azúcar glas
- 2 cucharada de nata montada
- 2 00 g de harina normal
- 2 00 g de mantequilla
- 2 00 g de azúcar en polvo
- 4 huevos medianos
- Relleno de pastel:

Método:

1. Precalentar la freidora de aire a 280c.
2. Engrase una fuente para hornear que quepa en su Airfryer pero que no sea demasiado pequeña, de lo contrario, terminará con un pastel pequeño.
3. Bate la mantequilla y el azúcar hasta que estén suaves y esponjosos.
4. Batir los huevos y añadir un poco de harina con cada uno de ellos.

5. Agregue suavemente el resto de la harina.
6. Colocar la mezcla en el molde y cocinar en la Airfryer durante 2 10 minutos a 280c y luego otros 2 0 minutos a 270c.
7. Deje enfriar y una vez enfriado corte en el medio para que tenga dos rebanadas iguales de bizcocho.
8. Hacer el relleno: batir la mantequilla y agregar poco a poco el azúcar glas y la nata montada hasta obtener una mezcla espesa y cremosa.
9. Agregue una capa primero de mermelada de fresa y luego una capa de relleno de pastel y luego agregue su otra esponja encima para que queden esponjadas.

Rosquillas Rellenas

- 400 gramos de harina
- 100 gramos de azúcar en polvo,
- 140 gramos de mantequilla.
- 2 10 gramos de levadura

-

1. Disolver la levadura de cerveza y verterla en un bol con unos 100 gramos de faina, amasar suavemente y añadir agua tibia poco a poco.

2. De esta manera la masa quedará suave y lisa.

3. Una vez listo, déjalo subir durante unos 50 a 60 minutos hasta que doble su volumen.

4. En la superficie de trabajo hacer una especie de fuente con la harina restante, introducir también el azúcar glas, una pizca de sal y combinar todo.

5. En el centro de la fuente insertar la mantequilla, no derretida, pero hecha en trozos pequeños.

6. Amasar todo con las manos enérgicamente, la masa debe ser suave y pegajosa.

7. Una vez obtenida una bola es el momento de ponerla en un bol y dejarla reposar de nuevo.

8. Cubrir todo con un paño de cocina durante al menos un par de horas.
9. A continuación, coge la masa y colócala en la superficie de trabajo. Extiéndala bien con un rodillo, hasta obtener una lámina más pequeña que un dedo.
10.   Luego, con un vaso, cortar 40 discos.
11.   En este punto se pueden rellenar con un sabor de su elección, lo ideal es la excelente crema pastelera pero también chocolate o mermelada.
12.   En el centro del círculo se debe colocar una cucharada de mezcla, luego es necesario mojar ligeramente los lados y luego cerrar con otro disco.
13.   Este paso debe hacerse bien, pues de lo contrario se corre el riesgo de que los krapfen se abran.
14.   Antes de cocinarlos, conviene dejarlos reposar durante unos veinte minutos.

15. A continuación, precaliente la freidora de aire a 400 grados, introduzca las krapfen de una en una y cocínelas 5 a 10 minutos por cada lado dándoles la vuelta a mitad de la cocción.

16. En cuanto estén calientes, sumérjalos inmediatamente en azúcar para que se impregnen.

Alitas De Pollo A La Piña Picante

Ingredientes:

- -20 guindillas pirri piri
- -400 ml aceite de oliva virgen extra
- -4 gramos corteza de limón deshidratada molida
- -2 cucharada vinagre de manzana
- -2 cucharada pimentón dulce
- 4 raciones
- -2 /2 docena alitas de pollo
- -2 cucharada bicarbonato
- -Para el aliño:
- -1200 gramos piña natural, pelada y cortada a dados pequeños
- -400 gramos azúcar moreno

Instrucciones:

1. -Comenzamos con los condimentos, y lo prepararemos mucho antes de hacer esta receta, por ejemplo a la hora del desayuno o la noche anterior.

2. Lavar la piña, cortar en dados, agregar a la cacerola caliente y calentar a fuego medio.

3. -Añadir el azúcar y el chile, revolver y cocinar por 55 a 60 minutos a fuego medio.

4. -Agregamos aceite, ralladura de limón, vinagre y chile en polvo. Remueve, reduce el fuego al mínimo y deja que el aderezo se caramelice durante unos 50 a 60 minutos.

5. Usamos una licuadora para remover y mantener en la olla

6. -Limpiamos las alitas de pollo, las secamos y las ponemos en un bol de metal.

7. Agregue bicarbonato de sodio y dos o tres cucharadas de condimento encima.

8. -Dejar macerar las alitas durante unas horas y cubrir con film transparente

9. -Precalentamos la freidora a 400 grados durante 10 minutos. Retiramos el film e insertamos el bol de metal en la cesta de freír. Hervir a 250 grados durante 45 a 50 minutos.

10.   -Servido con unas patatas fritas y un poco de condimento en el bol

www.ingramcontent.com/pod-product-compliance
Lightning Source LLC
Chambersburg PA
CBHW060706030426
42337CB00017B/2786